PRÉSERVATIF

ET

GUÉRISON INFAILLIBLE

DE

L'URÉTRITE,

vulgairement nommée

Chaude-pisse, Gonorrhée, Écoulement vénérien,

PAR

L'INJECTION FEAUGAS,

Pharmacien en chef de l'Hôpital des Vénériens de Bordeaux, etc.

BORDEAUX,

Imprimerie des Ouvriers-Associés, rue du Parlement-Sainte-Catherine, 19 (Métreau, titulaire).

—

1851

PRÉSERVATIF

ET

GUÉRISON INFAILLIBLE DE L'URÉTRITE.

PRÉSERVATIF

ET GUÉRISON INFAILLIBLE

DE

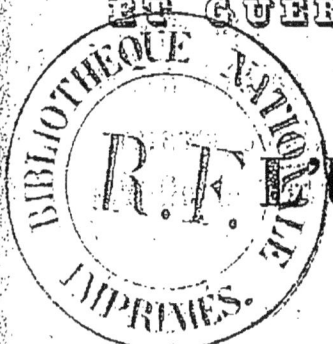
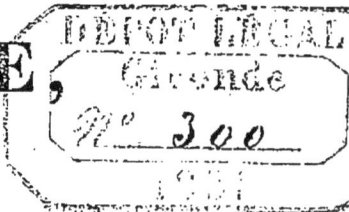

L'URÉTRITE,

vulgairement nommée

CHAUDE-PISSE, GONORRHÉE, ÉCOULEMENT VÉNÉRIEN,

PAR L'INJECTION FEAUGAS,

Pharmacien en chef de l'Hôpital des Vénériens de Bordeaux, etc.

Il fut un temps, et ce temps n'est pas encore bien éloigné, où cette maladie était regardée par beaucoup de médecins comme le résultat d'une infection générale de l'économie. Alors, on pensait qu'elle ne pouvait être guérie radicalement que par une médication interne mercurielle, longtemps prolongée. Plusieurs, même, allaient jusqu'à conseiller d'entretenir l'écoulement plusieurs mois; car, selon eux, c'était un moyen dont la nature se servait pour entraîner au-dehors l'élément morbide qui avait été introduit dans nos organes, et ils se seraient bien gardés d'aller contre ces prétendus efforts de la nature.

C'est sur cette donnée, essentiellement fausse, que sont basées toutes les méthodes dites *dépuratives* dont on accable encore le public.

Mais aujourd'hui, ces pensées, purement théoriques, sont reconnues pour ce qu'elles valent. Il est admis comme un fait incontestable, je dirai presque incontesté, que l'Urétrite est généralement une affection locale et de nature inflammatoire.

L'étude impartiale de ses causes et les expérimentations faites dans les dernières années qui viennent de s'écouler, le prouvent jusqu'à l'évidence.

Nous-même, sans que nous prétendions par là prendre rang parmi les noms illustres de la science, pouvons affirmer que des expériences personnelles, faites avec le plus grand soin, nous ont acquis la conviction intime que cette forme de la maladie vénérienne n'envahit jamais la totalité de nos organes, alors même qu'elle provient d'un contact intime avec une personne affectée de la syphilis. En effet, j'ai vu nombre de personnes, entièrement dans ce cas, qui, traitées par mon **INJECTION**, ont été guéries d'une manière prompte et radicale, et qui ont vu plusieurs années s'écouler depuis leur traitement sans que le moindre symptôme constitutionnel apparût.

Aussi suis-je convaincu, et mon opinion est corroborée par celle de plusieurs praticiens distingués, que la maladie qui nous occupe peut être guérie et doit l'être toujours sans inconvénient aucun, *dans le plus bref délai possible.*

Par ce moyen, on évite aux malades d'interminables dégoûts attachés à ces écoulements chroniques dont la ténacité fait leur désespoir ainsi que celui des médecins eux-mêmes. C'est *pour atteindre ce but que je prépare depuis longues années, une injection dont le succès grandit*

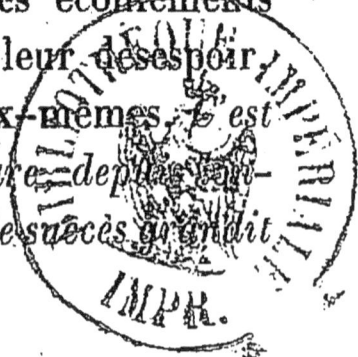

tous les jours. Déjà nombre de médecins distingués, faisant abnégation de tout amour-propre, après avoir échoué dans l'emploi de médicaments internes, l'ont prescrite à leurs malades et en ont obtenu un résultat constamment avantageux.

Par une coupable cupidité, les détracteurs des injections s'efforcent d'entretenir dans l'esprit public, au moyen de terreurs chimériques, la fausse idée que ces sortes de remèdes rétrécissent le canal de l'urètre, et provoquent même le gonflement des testicules, *l'orchite* ou *chaudepisse tombée dans les bourses ;* ils ne pourront jamais infirmer ce qui résulte de l'observation des faits, savoir : *que les rétrécissements, les indurations partielles du canal de l'urètre ont généralement pour cause non pas l'usage des injections, mais des inflammations chroniques du tissu cellulaire sous-muqueux, inflammations dues à des écoulements trop longtemps entretenus ou traités par tout l'arsenal des médicaments internes.*

Un autre fait devant lequel ils sont encore obligés de se taire, parce qu'il est avoué par tous les vrais amis de la science et de l'humanité, c'est que, *soit au début de la chaude-pisse, soit à une époque plus ou moins avancée de sa durée, on a pu supprimer le flux mucoso-purulent qui la caractérise, au moyen de simples injections, et cela d'une manière rapide et complète, et sans le moindre phénomène de rétrécissement ou d'induration du canal de la verge.*

Mais voulez-vous que je vous explique clairement pourquoi on a mis sur le compte des injections tant de rétrécissements et d'indurations dont elles étaient, certes, bien innocentes? C'est que des médecins inexpérimentés ou inattentifs ont ordonné des injections quand des rétrécissements existaient déjà. Et, en effet, n'est-il pas en usage chez les mêmes médecins, de ne prescrire les injections que lorsqu'ils ont affaire à des écoulements anciens, dégénérés, c'est-à-dire à des écoulements longtemps combattus par la médication interne la plus énergique et la plus incendiaire! Eh! mais c'est justement dans ces cas là, comme nous l'avons expliqué plus haut, que les rétrécissements et les indurations préexistent! Voilà comment l'étude raisonnée et impartiale des phénomènes morbides vient chaque jour détruire de nouvelles erreurs!

Maintenant, quel est le médecin de bonne foi qui osera nier l'action funeste et les déplorables résultats que les médicaments internes, tous essentiellement irritants, exercent sur les surfaces des intestins, ce centre important où sont élaborés les principes qui doivent réparer la trame de nos organes affaiblis, et sans lesquels nous ne pouvons vivre?

Et d'abord, quel phénomène veulent-ils déterminer par l'emploi des médicaments internes? une révulsion, je pense; — c'est-à-dire le déplacement de l'irritation qui existe dans le canal de l'urètre. Ils ne veulent donc pas la guérir, cette inflammation urétrale; ils veulent seulement la remplacer par une autre; ils veulent la transporter sur une portion quelconque de l'intestin; enfin, disons-le, *ils veulent guérir les voies urinaires; mais en même temps rendre malades les voies digestives.*

Rendre malades les premières voies!....

Et notez bien, je vous prie, qu'il leur est impossible de guérir sans que les choses se passent ainsi. Aussi, combien de gastrites, de gastro-entérites, de colites, d'affections intestinales de toute nature, maladies si fatales à l'espèce humaine, n'ont pas suivi l'emploi irrationnel des résines de copahu et de térébenthine, du poivre de cubèbe et autres violents drastiques dont on a si longtemps et si violemment labouré le tube intestinal!

Qu'importe qu'on cache ces irritants sous des *capsules gélatineuses, sous des couches de principes sucrés,* dans des sirops ou dans des poudres inertes, si une fois dépouillés de cette enveloppe perfide par l'action de l'estomac, ils n'en exercent pas moins leur influence irritative sur les surfaces délicates et précieuses qu'ils parcourent? Est-ce qu'un poison ne sera pas toujours le même, qu'on le prenne dans un vase de terre ou dans une coupe d'or?

En vérité, on s'étonne que la science médicale s'en soit tenue un seul instant aux médicaments internes, si lents, si incertains, toujours si dangereux, quand elle avait un moyen aussi simple que sûr et rapide pour mettre fin à l'incommodante blennhoragie, l'*injection!*

L'incontestable supériorité de mon injection est aujourd'hui démontrée par les succès qu'elle obtient en *Algérie*, *aux colonies*, et dans les hôpitaux où elle est généralement employée par préférence aux autres moyens surannés.

Aucun praticien n'ignore que sur cent malades, la médication interne était autrefois réputée heureuse quand elle en guérissait un quart, en trois, quatre et cinq mois, encore fallait-il adjoindre à ce traitement, comme auxiliaire, des bains, des tisanes, des sangsues, des cataplasmes, un repos complet et le plus austère régime, tandis que mon injection (et je le dis sans crainte d'être démenti), sur cent malades, en guérit quatre-vingt-dix et quatre-vingt-quinze, et cela sans le concours de ce fatras indigeste, gênant et dispendieux d'agents secondaires.

Manière de se servir de l'injection.

Avant de faire l'injection, il est bon de s'assurer quelle est la partie du canal la plus affectée, afin d'y conduire l'injection : pour cela, on prend la verge, et, en appuyant à un pouce au-dessous du gland, on fait sortir la portion de mucus puriforme qui est contenue dans cet espace ; puis, portant le doigt un peu plus en arrière, on répète la même opération jusqu'à la racine de l'organe. Par là on constate, d'une manière précise, de quel point provient la sécrétion anormale.

Ce fait, une fois bien reconnu, le malade urine, agite ensuite le flacon jusqu'à ce que l'injection soit bien brouillée, fait un mélange à parties égales d'eau et d'injection, charge sa petite seringue de ce mélange, et place un tampon de linge sur son périnée, qu'il a soin d'appuyer sur l'angle d'une table ou le bras d'un fauteuil. De cette manière, le canal de l'urètre est comprimé entre le tampon et l'arcade du pubis, et

la matière injectée ne peut pénétrer dans la ves-
sie, ce qui, au reste, serait sans inconvénient
sérieux. Puis il pousse l'injection dans le canal
de la verge, en pressant doucement le piston de
la seringue à cinq ou six reprises différentes.
Enfin, il garde l'injection, en maintenant fermé,
avec l'indicateur et le pouce, le méat urinaire
aussi longtemps qu'il le peut.

Le mélange que je recommande pour affai-
blir l'injection est nécessaire les deux premiers
jours, afin d'éviter une irritation possible, mais
non certaine, qui, dans tous les cas, n'a rien de
grave. On diminue la quantité d'eau au fur et
à mesure qu'on s'habitue à la présence du mé-
dicament, et on finit par l'employer pur.

L'injection doit être répétée ainsi quatre à
cinq jours.

Quand bien même l'écoulement serait sup-
primé après quelques injections, il faudra con-
tinuer encore pendant dix à douze jours, en
ayant soin seulement de diminuer progressive-
ment leur nombre.

Chaque flacon est enveloppé d'un exemplaire

dè cette notice, revêtue de ma signature, laquelle sera délivrée gratis.

Ma signature autographe sera de même placée sur une bandelette qui recouvrira le bouchon de chaque flacon, et de mon étiquette.

Tout flacon qui ne portera pas ces marques d'authenticité devra être réputé faux, et je ne garantirai plus son efficacité.

Manière de se servir de l'injection comme moyen préservatif.

On agite le flacon jusqu'à ce que l'injection soit bien brouillée, et on fait un mélange à parties égales d'eau et d'injection. On s'injecte avant et après le coït.

Il faut avoir soin de se laver également avec ce mélange.

Le dépôt général de mon *injection* est à Bordeaux, rue Saint-Rémy, 22, en ma pharmacie, et dans les départements, chez des pharmaciens munis d'une autorisation écrite et signée de moi.

Mais il y a des dépôts particuliers dans tout
les villes de France et de l'étranger.

PRIX DU FLACON : 5 FR.

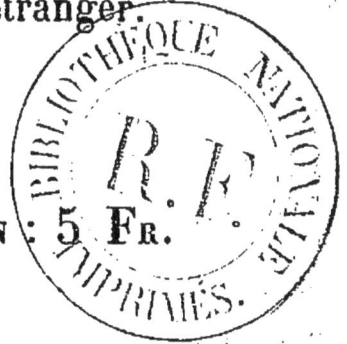

FEAUGAS,

Pharmacien en chef de l'hôpital des Vénériens
de Bordeaux, ex-président de la Société de
Pharmacie.

www.ingramcontent.com/pod-product-compliance
Lightning Source LLC
Chambersburg PA
CBHW050456210326
41520CB00019B/6241